CONGRÈS MÉDICAL INTERNATIONAL DE GENÈVE

ÉTIOLOGIE

DE LA

FIÈVRE TYPHOÏDE

PAR

CH. BOUCHARD

AGRÉGÉ DE LA FACULTÉ DE MÉDECINE DE PARIS
MÉDECIN DE L'HOSPICE DE BICÊTRE

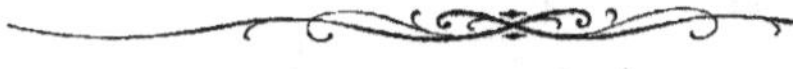

PARIS
LIBRAIRIE F. SAVY
77, Boulevard Saint-Germain, 77
1877

ÉTIOLOGIE

DE LA

FIÈVRE TYPHOÏDE

Genève. — Imprimerie Ramboz et Schuchardt.

ÉTIOLOGIE

DE LA

FIÈVRE TYPHOÏDE

RAPPORT

PRÉSENTÉ AU CONGRÈS MÉDICAL INTERNATIONAL DE GENÈVE

DANS SA SÉANCE GÉNÉRALE DU 12 SEPTEMBRE 1877

PAR

CH. BOUCHARD

AGRÉGÉ DE LA FACULTÉ DE MÉDECINE DE PARIS

MÉDECIN DE L'HOSPICE DE BICÊTRE

PARIS

LIBRAIRIE F. SAVY

77, Boulevard Saint-Germain, 77

1877

ÉTIOLOGIE DE LA FIÈVRE TYPHOIDE

Messieurs,

Quand le Comité organisateur du Congrès a résolu de soumettre à vos délibérations l'étude des causes de la fièvre typhoïde, il avait probablement en vue de préparer les mesures d'hygiène publique et privée qui arriveront un jour, j'en ai l'espoir, à restreindre, je ne dis pas à supprimer ce fléau. Mais jugeant avec raison que cette question n'est point encore arrivée à maturité, il a écarté ce qui a trait à la prophylaxie et limité le débat à l'étiologie. Sur ce terrain, en face du doute du plus grand nombre, s'élèvent des doctrines adverses. Le comité n'a pas voulu prendre parti. Plus d'une voix semblait désignée pour ouvrir à ma place cette importante enquête ; la patrie de Louis ne manque pas d'hommes qui font autorité en cette matière; l'Angleterre, l'Allemagne et bien d'autres pays offraient des noms qui sont sur toutes les lèvres. Si je siége ici comme rapporteur, mon principal titre à ce choix honorable est sans doute que ne m'étant rangé dans aucun camp et n'étant compromis dans aucun parti, je pouvais avec toute liberté d'esprit présenter à ce tribunal le résumé des plaidoiries.

La question de l'étiologie de la fièvre typhoïde se présente chaque jour à l'esprit du médecin; le Comité l'a choisie au lendemain d'épidémies plus ou moins sévères qui venaient d'attrister ou de désoler diverses contrées de l'Europe; elle a pris depuis ce moment un véritable caractère d'actualité; elle a été l'objet d'une importante publication de M. N. Gueneau de Mussy; elle a rempli de nombreuses séances à l'Académie de médecine de Paris où la discussion n'est pas encore épuisée et a été agitée le mois dernier au sein de l'Association médicale britannique, à l'occasion d'un rapport du docteur M. Dolan.

Je rappellerai les diverses opinions qui sont en présence, je résumerai les principaux groupes de faits qui étayent ces opinions, je chercherai enfin à interpréter ces faits, et alors nous verrons peut-être que telle solution doit être abandonnée, que telle autre peut être amendée et doit être rectifiée, que d'autres enfin peuvent être conciliées qui paraissaient contradictoires.

Il fut un temps où l'on considérait la fièvre typhoïde comme une maladie commune qui pouvait résulter de l'action de causes banales. L'examen de diverses épidémies, l'analyse statistique des éléments de ces épidémies, mirent en lumière l'influence de l'âge, du sexe, des maladies antérieures, de la fatigue physique, des chagrins, de l'épuisement moral, de l'alimentation mauvaise ou insuffisante, de l'encombrement ou de l'existence dans un air confiné, du séjour dans les villes, de l'acclimatement, des saisons, surtout de l'automne, des étés frais et humides bien qu'on ait accusé aussi les étés chauds et secs, des hivers chauds et humides, de l'altitude, des inondations et enfin de l'insalubrité en général. Tout cela est vrai; mais toutes ces causes banales ne sont plus considérées que comme des circonstances adjuvantes dans le développement ou dans la propagation de la fièvre typhoïde.

Cependant, l'idée de spécificité se faisait jour. Depuis bien longtemps, alors que ses différentes formes ne constituaient pas encore une unité, on désignait la maladie sous le nom de fièvre putride et l'on devait naturellement attribuer à une cause putride le développement de ces affections putrides. Suivant les progrès accomplis par les sciences chimiques et biologiques, l'idée de la putridité se transforme, son nom se modifie. Dès 1826, la fièvre typhoïde est considérée par M. Bouillaud comme une entérite septique capable d'engendrer la septicémie. Puis lorsque les phénomènes de la putréfaction sont assimilés à ceux des fermentations, la fièvre typhoïde prend sa place parmi les maladies zymotiques. Lorsqu'enfin cette opinion fut formulée que les fermentations ont pour agents des êtres organisés, vibrions, bactéries, protococcus, microphytes ou microzoaires, proto-organismes en un mot, il n'y avait plus qu'un pas à faire et la fièvre typhoïde allait devenir une maladie parasitaire. Ce pas n'était pas franchi, que déjà la fièvre typhoïde était reconnue contagieuse. Encore un effort, elle devenait une maladie virulente. Dans cette succession des opinions, voici donc la gradation, sinon chronologique au moins logique : maladie commune, maladie putride, maladie septique, maladie zymotique, maladie parasitaire, maladie contagieuse, maladie virulente.

Qu'elle soit zymotique ou virulente, car la question semble se limiter à ces deux termes, la fièvre typhoïde est, en tous cas, une maladie spécifique. Elle n'est plus, je crois, pour personne une maladie commune.

Ferment ou virus, on devait chercher le point de départ de l'agent morbifique, ses modes de dissémination, ses voies d'introduction dans l'organisme sain. Mais tout d'abord nous sommes arrêtés par une question préjudicielle.

On a pensé qu'il n'était pas besoin de chercher le point de départ; on a dit que, bien que spécifique, la maladie pouvait être spontanée; que malgré sa spécificité elle pouvait naître de causes banales; que, dans des conditions spéciales, mais sans agent spécifique, l'organisme par un effort spontané, autonome, souverain, créateur, pouvait engendrer, avec la maladie, le germe capable de la transmettre. De telle sorte que la question de l'origine peut être ramenée à ces trois propositions : le germe peut-il naître spontanément; le germe peut-il être puisé dans certains réservoirs où s'élaborent certaines fermentations; le germe peut-il être puisé dans l'organisme d'un individu atteint de la même maladie. Ces trois propositions, je les résume en trois mots : spontanéité, infection, contagion.

L'idée de spontanéité a pendant longtemps paru suffisante; elle hante encore bien des cerveaux; il est peu de personnes cependant qui aient le courage de la formuler; c'est qu'elle heurte des principes de biologie que l'observation et l'expérimentation n'ont pas encore pu ébranler. Elle a reçu cependant l'appui prévu d'un homme dont j'admire également la hauteur des idées et l'élévation du langage, je veux parler de M. le professeur Chauffard. Cette doctrine je ne la passerai pas sous silence, je ne la traiterai pas avec dédain, mais je lui demanderai de faire ses preuves, et j'aurai le droit, j'aurai le devoir de me montrer sévère dans l'appréciation de ces preuves, ne considérant la démonstration comme fournie que si les faits qu'elle invoque ne peuvent être interprétés d'autre sorte.

L'idée d'infection, la plus ancienne après l'idée de spontanéité, attribue la maladie à la putridité, à la septicité, à la fermentation; elle a fait intervenir les émanations ou l'ingestion des substances putrides ; puis elle s'est limitée aux matières fécales. On trouverait déjà dans les rapports de M. Piorry et de Bricheteau l'indication de l'influence nocive de ces substances excrémentielles; mais sans remonter à 1836 ou à 1838, on peut dire que cette doctrine a véritablement pris corps en 1857 quand M. Murchison l'a faite sienne et lui a imposé une nouvelle dénomination, traduisant le mot putridité par le mot pythogénie. Parmi les matières pythogènes, les évacuations alvines tiendraient le premier rang dans la production de la fièvre typhoïde que M. Murchison appelle fièvre pythogénique. Cette théorie de la pythogénie a eu plus de retentissement qu'elle n'a compté de partisans, au moins sur le continent. C'est qu'elle s'est produite presqu'au même instant qu'une autre doctrine par laquelle elle devait être absorbée, je veux. parler de la théorie de Budd, une des variantes de la doctrine contagioniste

L'idée de contagion, la dernière en date, pouvait déjà dès 1826 invoquer des faits probants. Elle aussi s'est spécialisée, et dans le même sens que l'idée d'infection. C'est par l'intermédiaire des matières fécales seules que devait s'opérer la contagion. A partir de 1856, M. Budd a accumulé en faveur de cette opinion des faits qui ont paru démonstratifs. Dans la théorie de Murchison c'est par les matières fécales communes, saines ou morbides, que s'opère l'infection. Dans la théorie de Budd c'est exclusivement par les déjections des sujets atteints de fièvre typhoïde que se produit la contagion.

De ces deux opinions dissemblables dont le seul caractère commun est d'attribuer un même foyer à la matière morbifique, devait surgir une troisième doctrine, doctrine anonyme et peu intelligible qui, sous prétexte de simplifier, établit la confusion et qui, malgré sa complexité, est plus exclusive que chacune des deux théories qu'elle prétend résumer. C'est ce qu'on a appelé la théorie de l'origine fécale de la fièvre typhoïde. Passons, Messieurs, à l'examen des principaux groupes de faits sur lesquels reposent ces théories.

La contagion n'a pas été seulement affirmée, elle a été établie par Bretonneau, en 1829, dans les *Archives*, par Gendron, en 1834, dans le *Journal des connaissances médico-chirurgicales*, par Bricheteau, en 1838, à l'Académie de médecine. Louis qui ne la reconnaissait pas à Paris, et qui ne pouvait pas la constater, puisqu'il observait dans un milieu où la maladie est endémique, acceptait cependant qu'elle était démontrée par les faits recueillis dans les départements. Piedvache en 1850, Budd en 1856, Gintrac en 1865 et cent autres observateurs ont publié des relations d'épidémies qui toutes déposent en faveur de la contagion. Les premiers faits probants, à ma connaissance, sont ceux qu'on désigne sous le nom d'épidémie de La Flèche. Là, comme dans les observations de Gendron, qui sont un modèle et dont la puissance démonstrative n'a pas été surpassée, on voit des individus qui ayant contracté le germe du mal dans un milieu infecté arrivent dans un pays qui depuis de longues années n'avait pas été visité par la fièvre typhoïde; la maladie, latente au moment de l'arrivée, se développe chez ces individus; puis autour d'eux, le père, la mère, les frères, les sœurs, les parents, les serviteurs, les amis, ceux qui donnent des soins au malade, ceux qui le visitent sont atteints de la même affection et chacun de ces nouveaux malades devient dans sa demeure, dans son village, le centre d'un nouveau foyer d'épidémie circonscrite. Cette dissémination par le malade, dans le lieu qu'il habite et dans son plus proche voisinage transporte quelquefois la maladie à de grandes distances. Je n'en veux pour exemple que l'histoire de ces quatre jeunes filles anglaises, rapportée par Budd, qui viennent à Paris, séjournent dans un hôtel près d'une chambre occupée par un malade atteint de fièvre typhoïde, qui rentrent en Angleterre, alors que la maladie ne régnait pas dans ce pays, et qui, chacune dans sa résidence, tombent malades et deviennent le point de départ de foyers épidémiques isolés. Quand dans les hôpitaux on veut, à l'exemple de Jenner, de Griesinger, de Streckeisen, remonter au lieu d'origine des malades typhoïdes, on reconnaît le plus souvent qu'ils viennent de maisons où la maladie a déjà fait plusieurs victimes. Si ces derniers faits peuvent être interprétés par la théorie de l'infection, les premiers, au moins, ne peuvent s'expliquer que par la contagion et vraisemblablement par la contagion directe de l'homme malade à l'homme sain.

Le contage peut être également transporté par l'homme en santé. Deux observations de Budd donneraient à penser que des garde-malades ont pu être les intermédiaires de la contagion. Ce fait fût-il établi, on ne saurait en conclure que l'organisme humain peut s'imprégner des émanations contagieuses de la fièvre typhoïde, les garder en dépôt sans en être impressionné et les restituer en quelque sorte à un troisième organisme qui en subirait l'influence nocive. La seule conclusion raisonnable serait que le contage peut avoir pour véhicule les mains ou les vêtements souillés par des produits typhoïdes.

Ce transport par les vêtements a été fréquemment invoqué. On a affirmé plutôt que prouvé la fréquence de la fièvre typhoïde chez les laveuses et les blanchisseuses, chez les employés des buanderies dans les hôpitaux. Une observation de M. Murchison semblerait justifier cette opinion : une femme était atteinte de fièvre typhoïde; le linge venant à manquer, on envoie les draps et les vêtements à sa sœur qui n'avait eu aucun contact avec la malade et qui habitait un village où la fièvre typhoïde n'avait pas encore fait son apparition. Cette sœur étend à l'air les linges contaminés avant de les laver et contracte la maladie quelques jours après.

Les habitations elles-mêmes peuvent receler le germe morbifique. M. Budd raconte qu'une famille ayant été anéantie par la fièvre typhoïde, la chaumière reste fermée pendant un an, puis passe à de nouveaux locataires qui sont à leur tour victimes du même mal. M. Trousseau croyait aussi que les habitations peuvent s'imprégner des émanations typhoïdes de même que la lèpre s'attachait aux murailles aux temps de la pathologie mosaïque.

La transmission par l'air repose sur des données plus positives. Gielt raconte qu'un homme ayant contracté à Ulm le germe du typhus abdominal, revient dans son village où la maladie ne s'était pas montrée depuis de longues années ; l'affection se développe chez lui et parcourt ses périodes

*

les déjections du malade sont jetées sur un fumier. Au bout de quelques semaines, cinq hommes sont employés à enlever ce fumier; sur les cinq, quatre sont atteints de fièvre typhoïde, le cinquième présente un catarrhe abdominal avec tuméfaction de la rate. Les déjections de ces nouveaux malades sont enfouies sous un autre fumier qui n'est enlevé qu'après neuf mois. Deux hommes ont été employés à ce travail, l'un d'eux contracte la fièvre typhoïde et meurt. Budd rapporte une observation non moins démonstrative, elle a pris rang dans la science sous le nom d'épidémie du couvent du bon pasteur. Un vice de construction des conduits de vidange avait produit depuis longtemps déjà des infiltrations très-étendues : la fièvre typhoïde n'existait cependant pas dans cette maison. Elle y fut importée par une pensionnaire venue du dehors; le mal n'atteignit pas plus particulièrement les personnes qui avaient eu des rapports avec cette malade ; la contagion s'opéra médiatement par les émanations du foyer souterrain qui, innocentes jusqu'à ce jour, deviennent contaminantes après l'introduction des déjections spécifiques. Il fut reconnu après l'épidémie qu'aucune communication ne s'était établie entre les conduits obstrués et rompus et les réservoirs d'eau potable. M. Liebermeister rapporte que dans l'hôpital de Bâle se développaient des cas internes de fièvre typhoïde chez des serviteurs ou chez des malades qui n'avaient pu avoir aucune relation directe avec les salles des fiévreux. Cela s'était observé en particulier dans les divisions des varioleux et des syphilitiques et spécialement dans deux salles situées l'une au-dessus de l'autre dans des étages différents. On reconnut que ces salles étaient longées par un tuyau en bois qui conduisait au-dessus du toit les gaz de la fosse et que des fissures de ce tuyau laissaient se dégager des émanations dans ces salles. Si ce dernier fait peut être également revendiqué par les partisans de l'infection, les deux précédents que nous avons pris au hasard parmi beaucoup d'autres, témoignent sans conteste en faveur de la contagion médiate par l'air.

L'eau est également le véhicule de cette contagion; ici les faits sont encore plus nombreux et plus probants. Un ruisseau reçoit chaque jour des déjections d'un malade atteint de fièvre typhoïde. Quatre cents mètres au-dessous de ce point, la maladie se déclare dans une famille qui puise dans ce ruisseau son eau potable. Je puis rapprocher de cette observation de Budd la relation d'une épidémie observée et très-judicieusement analysée par un de nos confrères du département de l'Oise, M. le Dr Ch. Bailly. Au mois de juillet 1873 la fièvre typhoïde fait son apparition dans le village de Bornel que traverse l'Esches. Le mal se répand d'abord par contagion directe, puis il envahit les villages voisins, mais plus particulièrement les centres de population situés le long du cours descendant de la rivière; Belle-Église et Chambly. Dans ces deux pays, les habitants dont les demeures sont situées immédiatement au bord de la rivière et qui y puisent directement leur eau potable, sont proportionnellement beaucoup plus atteints que les autres. Sur onze cas de fièvre observés à Belle-Église, sept concernent des personnes qui s'abreuvent à la rivière ; à Chambly où il n'est fait que très-exceptionnellement usage de cette eau, sur quinze malades, six l'employaient pour leur alimentation. Ajoutons que, pendant l'épidémie de Bornel, les déjections avaient été versées dans l'Esches. En 1872, dans le petit village de Lausen, qui depuis sept ans n'avait pas été visité par la fièvre typhoïde, il fut rigoureusement établi que la maladie s'était développée exclusivement chez les personnes qui avaient fait usage de l'eau d'une des fontaines dans laquelle se déversaient les produits des latrines et du fumier provenant d'une maison située très-loin de là et dans laquelle trois personnes avaient été atteintes de fièvre typhoïde pendant les mois de juin, juillet et août. L'épidémie de Lausen éclata le 7 du mois d'août. Ce n'est pas exclusivement l'eau des boissons qui a pu servir de véhicule au contage. L'inhalation d'eau pulvérisée a pu être incriminée ; c'est ce qui résulterait de constatations faites près de Berne où une eau contaminée réduite en poussière par la roue d'un moulin a paru être l'intermédiaire de la contagion.

Dans tous les faits que nous venons d'indiquer, on a pu découvrir la présence d'une matière spécifique provenant d'un organisme atteint de fièvre typhoïde. Les cas que nous allons analyser maintenant, concernent l'infection véritable et incriminent des matières malsaines, mais sans mélange de produits fournis par un malade typhoïde. M. Murchison et beaucoup d'autres avant lui et après lui ont accumulé des observations qui ne sont ni moins nombreuses ni moins probantes. Ce sont ces épidémies développées dans des casernes ou dans des forts, alors que des matières excrémentielles étaient versées librement dans les fossés et répandaient soit leurs émanations dans l'air, soit leurs infiltrations dans les puits ou dans les citernes. Ce sont tous ces faits où l'on a invoqué la réplétion exagérée des fosses, l'obstruction des égoûts, les fissures ou les ruptures des réservoirs ou des conduits de vidange, les infiltrations de leur contenu dans le sol, dans les fondations, dans les murailles, dans les planchers, leurs émanations dans l'air ou leur pénétration dans l'eau des citernes, des puits, des aqueducs. Mais on pourrait citer des faits plus nombreux encore où de semblables conditions ont été réalisées sans que la fièvre typhoïde en résultât. Dans bien des cas, ces infiltrations existaient depuis longtemps sans produire d'inconvénients, puis tout à coup la maladie se développe et quelquefois alors on a pu établir que dans ces foyers infects avaient été introduites de nouvelles matières. C'est le cas pour l'épidémie attribuée à l'obstruction de l'égoût de Westminster; la fièvre typhoïde ne se développa qu'après le nouvel apport du contenu de petites fosses, et l'on pourrait supposer que les dernières matières introduites renfermaient des déjections typhoïdes. Budd et plusieurs autres l'ont établi pour quelques cas; mais d'autres observations se refusent absolument à cette interprétation. Il y a quelques semaines, M. le professeur Jaccoud, avec la lucidité et la précision qui sont la marque de toutes ses œuvres, présentait à l'Académie de médecine de Paris l'analyse de ces observations réfractaires, pour une période de dix années. J'affaiblirais en la reproduisant cette démonstration qui est encore dans toutes les mémoires, mais j'en maintiens énergiquement les conclusions. Sur cent cinq épidémies de fièvre typhoïde, soixante fois l'influence des matières fécales a été établie; trente-six fois les déjections typhoïdes ont été présentes; mais vingt-quatre fois elles ont été positivement absentes.

Au surplus, si dans les cas d'infection par les matières fécales on peut toujours soupçonner l'existence de fièvres typhoïdes méconnues, il est des circonstances où cette interprétation est inadmissible; ce sont ces faits où l'infection a été produite par des matières alimentaires altérées. Ce n'est peut-être pas ici le cas de parler de l'infection par le lait, j'en dirai cependant quelques mots, faute de pouvoir accorder ailleurs une place plus naturelle à un mode d'infection qui se prête aux interprétations les plus diverses. Depuis le rapport du Dr Ballard sur l'épidémie d'Islington, en 1870, de nombreuses épidémies de fièvre typhoïde ont été attribuées au lait; on a remarqué que tous les cas de ces épidémies locales s'observaient dans la clientèle de certaines laiteries. On a pu supposer, à la suite d'enquêtes provoquées par ces faits, que le lait avait été réellement le véhicule du contage; on a dit que les vaches buvaient une eau corrompue; on a admis que le lait séjournant à proximité de malades atteints de fièvre typhoïde, soit dans la ferme, soit dans la laiterie, avait pu fixer les émanations contagieuses; on a été mieux inspiré sans doute quand on a accusé l'eau qui servait à laver les vases et peut-être à augmenter la quantité du lait, et l'on a reconnu positivement dans plusieurs cas que cette eau de la ferme était souillée par des infiltrations de fosses ou de fumiers et dans quelques cas positifs par des déjections typhoïdes. Dans quelques circonstances enfin c'est par les porteurs de lait et non par ce liquide que s'est transmise la contagion. Notre collègue, le Dr Carsten, me signalant une de ces épidémies par le lait, observée à Amsterdam, ajoutait cette judicieuse remarque que les servantes surtout avaient été atteintes, bien qu'elles fissent fort peu usage du lait et seulement pour leur café au lait après l'avoir fait bouillir; mais il y avait des cas de fièvre typhoïde à la laiterie et ces servantes y puisaient la contagion en allant y faire leurs provisions. Laissons donc de côté ces prétendus faits d'infection par le lait; on trouve d'autres infections alimentaires. On a plusieurs fois accusé les viandes gâtées. L'une des épidémies les plus connues est celle qui se produisit à Andelfingen, dans le canton de Zurich, en 1839. Dans une fête très-nombreuse, on servit de la viande de veau corrompue. Presque toutes les personnes qui en mangèrent, au nombre de près de cinq cents, tombèrent malades. Griesinger, qui a eu entre les mains tous les documents, déclare qu'il s'agissait bien de fièvre typhoïde et appuie sa déclaration sur les caractères anatomo-pathologiques de la maladie. On a cependant voulu donner une autre interprétation : Küchenmeister et, après lui, M. Liebermeister ont pensé qu'il s'agissait d'une infection trichineuse, mais des autopsies pratiquées ultérieurement sur des vieillards qui avaient été frappés lors de la maladie d'Andelfingen, ne permirent de reconnaître dans les muscles aucun vestige de kystes de trichine, l'examen ayant été fait par Sigg et par M. Liebermeister lui-même.

Messieurs, il nous reste à apprécier et à interpréter ces faits. Nous avons rappelé les observations qui prétendent démontrer la contagion; quelques-unes nous permettent de remonter au premier malade qui a été le point de départ d'un foyer épidémique; elles établissent la contagion en bloc ; d'autres précisent le mode, le temps, le lieu de la contagion. Si les premières peuvent être citées à l'appui de la contagion immédiate, les autres démontrent clairement la contagion médiate et placent sa source dans les déjections typhoïdes. Aussi les matières alvines ont-elles été considérées comme le véhicule du contagium. Si on leur a attribué exclusivement le pouvoir contaminant, c'est que ce pouvoir est démontré; et s'il a pu être démontré, c'est que ces matières se disséminent suivant une voie connue, restreinte, facile à suivre. Il n'en est pas de même pour les autres émanations de l'homme malade, pour l'haleine, pour la sueur, pour la desquamation cutanée, pour la salive, pour l'expectoration ; on ne peut ni limiter, ni suivre leur dissémination. Pour ce motif, on ne peut pas démontrer que ces produits sont contagieux. Peut-on démontrer qu'ils ne le sont pas? Si ces matières qui forment une sorte d'atmosphère autour du malade, dans son plus proche voisinage, étaient contaminantes, la contagion frapperait surtout les personnes qui sont avec lui en contact direct et intime, le médecin, les infirmiers et, dans les hôpitaux, les voisins de lit. Or cela n'est pas, ou du moins, cela ne s'observe que dans des proportions très-restreintes, à l'inverse de ce qu'on constate dans le typhus exanthématique, maladie que nous considérons, est-il besoin de le dire, comme essentiellement distincte de la fièvre typhoïde. Jusqu'en 1865 le professeur Liebermeister n'avait pas vu un seul cas développé à l'hôpital. Dans une période de plus de quatorze ans, sur 2506 cas de fièvre typhoïde, M. Murchison n'a compté que 8 cas internes. C'est parce que ces cas sont excessivement rares qu'Andral ne croyait pas à la contagion et que Chomel n'y croyait guère. Je sais qu'on pourrait opposer d'autres statistiques à ces affirmations, celle de Griesinger en particulier; je n'ai pas oublié que d'après M. Laveran, les corps de troupes qui fournissent la plus grande mortalité par fièvre typhoïde sont précisément les infirmiers militaires; mais je suis obligé de tenir compte de cette réserve formulée par M. Liebermeister, d'après ses observations à Bâle et à Tübingen, que des foyers d'infection peuvent se produire dans les hôpitaux et expliquer les cas internes autrement que par la contagion directe.

Messieurs, si la critique que je viens de faire du prétendu pouvoir contaminant des émanations fournies par les malades, vous a paru concluante, vous en pourriez déduire que les déjections elles-mêmes ne sont pas contagieuses, car elles concourent à former cette atmosphère dont je parlais. M. Budd lui-même a écrit que la matière fraîche ne paraît pas éminemment contagieuse. On devait renchérir sur cette affirmation et l'on a imaginé que le germe est inerte au moment où il s'échappe de l'organisme et que, pour reprendre son pouvoir contaminant, il doit se révivifier dans la pourriture; qu'il doit, à l'exemple de certains entozoaires, passer par un stade intermédiaire avant de pouvoir produire de nouveau son action nuisible sur l'organisme humain. Mais, Messieurs, cette hypothèse, très-admissible en principe, n'est nullement nécessaire. Si la matière fraîche paraît peu nocive, ce n'est pas, comme on l'a dit, parce qu'elle est immédiatement enlevée, car je pourrais répondre : elle est encore plus vite remplacée ; c'est parce qu'elle ne peut pas se mêler aux boissons; c'est parce que, n'étant pas sèche, n'étant pas transformable en poussière, elle ne peut pas se mêler à l'air. Au surplus, les matières non fermentées se sont montrées contaminantes, soit sur les vêtements souillés, où la dessication s'opposait à la fermentation, soit dans les eaux courantes qui présentaient un milieu défavorable à la putréfaction. Concluons donc en disant :

La fièvre typhoïde est contagieuse;

Le contagium réside surtout, sinon exclusivement, dans les déjections;

Les déjections gardent longtemps le pouvoir contagieux;

La putréfaction ne détruit pas, mais ne développe pas le contagium.

Cherchons maintenant à apprécier les faits sur lesquels repose la doctrine de l'infection. Ces faits prouvent que les matières animales altérées, les viandes, les dépouilles, les matières fécales peuvent, sans contamination par des déjections spécifiques, produire la fièvre typhoïde. Est-ce à dire qu'il suffise des émanations ou de l'ingestion de substances animales altérées pour provoquer cette maladie? Loin de là, car s'il en était ainsi, le typhus abdominal serait de tous les temps et de tous les lieux et régnerait endémiquement dans le monde entier. La putridité nous assiége de toutes parts, la putréfaction est en nous et nous sommes en elle; nous vivons dans la pourriture et nous en vivons, car si nous la repoussons souvent, il nous arrive aussi de la rechercher; nous mangeons des fromages putréfiés et nous les déclarons faits; nous mangeons des viandes pourries et nous les déclarons faisandées; et malgré tout cela, la fièvre typhoïde est un accident pour les peuples comme pour les individus. Faut-il limiter aux matières fécales le pouvoir d'engendrer la fièvre typhoïde? Pas davantage. Il est d'immenses étendues du territoire habité par l'homme où ces déjections sont abandonnées au hasard ou accumulées sans plus de souci de la propreté que de l'hygiène, et cependant la fièvre typhoïde n'apparaît qu'à de rares intervalles. Reconnaissons donc que la matière animale altérée, que les déjections humaines, comme les dépouilles des bêtes, à quelque degré de putréfaction qu'on les suppose arrivées, n'engendrent pas la fièvre typhoïde, mais que ces substances peuvent très-exceptionnellement et dans des circonstances spéciales être le milieu où se développe, je ne dis pas où naît, le principe du typhus abdominal. J'affirmais tout à l'heure la contagion, j'affirme maintenant l'infection.

Que dire de cette opinion bâtarde qui a nom théorie de l'origine fécale? Qu'elle est trop exclusive, puisqu'elle supprime la contagion directe et l'infection par les matières organiques autres que les excrémentielles; qu'elle n'est que l'expression brutale de la majorité des faits, qu'enfin elle n'est pas à proprement parler une théorie, puisqu'elle ne propose pas une interprétation, puisqu'elle ne choisit pas entre l'infection et la contagion, et qu'elle ne concilie pas ces deux doctrines.

Messieurs, nous sommes arrivés à la limite des faits positifs, nous allons maintenant nous heurter aux hypothèses. La contagion d'une part, l'infection d'autre part ressortent avec certitude de l'analyse que nous venons de faire. Bien qu'ils paraissent contradictoires, ces deux résultats doivent être maintenus, ils ne sont peut-être inconciliables qu'en apparence. Réservons-les; « saisissons fortement les deux bouts de la chaîne, lors même que nous ne voyons pas par où l'enchaînement se continue. »

Il nous reste à parler de la doctrine de la spontanéité, nous l'apprécierons au double point de vue des faits et de la philosophie biologique.

Que disent les faits? que dans certains cas on n'arrive pas à reconnaître la contagion, ni à découvrir le foyer d'infection. Que dit la philosophie biologique? que rien ne se crée : *nihil de novo.*

Qui pourrait prouver que la contagion typhoïde ne peut pas s'opérer par les procédés médiats lointains et insaisissables, qu'on est obligé d'admettre pour plus d'une maladie virulente? Qui pourrait surtout affirmer qu'il n'y a pas à portée des malades quelque foyer d'infection? La matière animale putréfiée est partout, à la campagne comme à la ville, dans la maison comme dans la rue. Partout le germe, s'il préexiste, peut se développer, il n'est pas besoin de supposer la génération spontanée. Je sais que les partisans de la spontanéité se défendent d'une telle hypothèse. Ils sont obligés d'admettre la virulence de la fièvre typhoïde, mais se refusent à reconnaître au virus les caractères de l'être vivant; ils n'invoquent donc pas la génération *de novo*. Messieurs, j'ai peine à croire que la fièvre typhoïde soit virulente et je ne prétends pas que les virus sont constitués par des germes figurés; c'est là en effet une hypothèse, mais une hypothèse que rendent bien vraisemblable les recherches des Chauveau, des Sanderson, des Davaine, des Billroth et de tant d'autres, parmi lesquels je ne puis me dispenser de citer et l'illustre Tyndall et notre grand Pasteur. Il est en tous cas une différence considérable qui sépare les maladies virulentes des maladies parasitaires, c'est ce qu'on a appelé l'unicité, c'est l'impossibilité créée par la maladie de contracter ultérieurement le même mal. Est-ce là une distinction décisive, radicale? Ne pourrait-on pas, au contraire, supposer que ce qui s'observe pour des espèces végétales supérieures, peut être vrai pour ces proto-organismes et que le terrain épuisé par une première pullulation n'est plus un milieu favorable pour le développement des mêmes êtres? Je ne veux pas le prétendre et je laisse la question en suspens. Je dirai toutefois que si la matière virulente ne possède pas, de la vie, sa caractéristique morphologique, cependant la molécule virulente est douée de cette étrange puissance qu'elle peut, à l'aide de la matière vivante, créer des molécules semblables à elle, reconnaissables à une même activité physiologique et capables aussi de reproduire indéfiniment des molécules spécifiquement semblables. Cette puissance d'engendrer son semblable, n'est-ce point un attribut de la vie? Le développement spontané d'un virus, c'est donc encore la génération spontanée, hypothèse possible et qui n'a rien d'absurde, mais que je repousse provisoirement, parce qu'elle n'a jamais été observée quand l'observation a été à l'abri de certaines causes d'erreur, parce qu'elle n'a jamais été obtenue quand l'expérimentation s'est mise à l'abri de ces causes d'erreur, je ne dis pas depuis que le monde existe, ni même depuis que l'homme existe, mais depuis que l'homme se souvient, c'est-à-dire depuis ces quelques six mille ans auxquels se réduisent les temps historiques. Pour démontrer la spontanéité de la fièvre typhoïde, peut-être faudrait-il prouver qu'elle est virulente, mais assurément il faudrait établir qu'elle a fait son apparition sans lien possible avec des épidémies ou des cas sporadiques antérieurs. Mais la fièvre typhoïde n'a pas d'histoire. Si elle est nouvelle pour le médecin, elle est ancienne pour l'homme. Même si l'on pouvait établir historiquement qu'elle n'existait pas dans la pathologie des siècles antérieurs, qui prouverait qu'elle n'a pas été une importation ou une reviviscence? La syphilis au quinzième siècle n'était nouvelle que pour notre Occident et la peste d'Athènes a sommeillé pendant six cents ans avant de faire sa réapparition. La spontanéité doit cependant être maintenue dans la doctrine médicale; il faut y croire, mais jusqu'à la génération spontanée exclusivement; c'est à elle qu'il appartient d'expliquer les variations de la réceptivité et les différents modes réactionnels de l'organisme.

Je me suis efforcé jusqu'ici de me maintenir dans le domaine de l'observation pure; me permettrez-vous maintenant de risquer une hypothèse, non pour vous la proposer, mais pour montrer qu'il n'y a pas contradiction nécessaire entre les deux faits positifs que nous avons établis, le développement contagieux et le développement infectieux de la fièvre typhoïde?

Deux causes spécifiques pour une seule maladie spécifique, c'est trop assurément. Mais supposez que, dans ce monde aérien presque inexploré où s'agitent tant d'êtres inférieurs dont quelques espèces ont été à peine entrevues, il existe un germe capable de se développer et dans la matière animale morte, et dans l'organisme vivant; ce germe tombant dans un foyer putride y pourra pulluler; il pourra de là passer dans le corps de l'homme et provoquer la maladie par sa multiplication; il pourra d'un individu malade passer ensuite dans un autre organisme sain. Cette conception qui n'est qu'une hypothèse gratuite pour la fièvre typhoïde, est une réalité pour une autre maladie. Il est un vibrion flexueux et transparent qui, dans certaines circonstances encore indéterminées, mais assurément rares, se développe dans le cadavre des animaux en partant de la surface intestinale, qui se multiplie dans la matière morte et qui, transporté dans un organisme vivant s'y reproduit avec une extrême activité et détermine des accidents parfois foudroyants. Cet agent de la septicité dont nous devons la connaissance récente à M. Pasteur, a peut-être son analogue dans la fièvre typhoïde. Si cette supposition était une réalité, l'infection et la contagion s'expliqueraient par une cause unique. Je ne vois pas qu'il soit possible de formuler aujourd'hui une autre hypothèse, mais je ne vous donne pas cette hypothèse comme vraie. Avant de disserter sur ce germe, il faudrait le démontrer. On pourrait alors s'efforcer de cultiver cet agent morbifique et la pathologie expérimentale de la fièvre typhoïde entrerait enfin dans la voie positive dont s'écartent, il faut le dire, les tentatives louables mais infructueuses de Seitz, de Murchison, de Barker, de Coze et de Feltz, de Davaine, de Béhier et de Liouville, de Birch-Hirschfeld, de Motschutkoffsky et de J. Guérin. Ce germe hypothétique ne serait, en tous cas, qu'un agent accessoire et exceptionnel de la fermentation putride, agent rare dans la nature ou soumis à des causes nombreuses de destruction ou de neutralisation, soit que l'organisme humain se défende facilement contre ses atteintes, soit que d'autres germes travaillent à son anéantissement, comme fait le vibrion flexueux de M. Pasteur à l'égard de la bactéridie du charbon, soit enfin que les grands modificateurs météorologiques exercent sur lui une action profonde. On comprendrait ainsi et certains antagonismes morbides, et l'influence réelle des causes banales, des variations de la pression barométrique, de la température, de l'état hygrométrique, de l'électricité et de l'ozone, toutes circonstances dont M. Spinzig a signalé récemment le rôle prédominant.

Ainsi considérée, la fièvre typhoïde n'est ni une maladie contagieuse, ni une maladie infectieuse, c'est une maladie miasmatique, infectieuse quand le germe vient directement d'un foyer putride, contagieuse quand il a déjà traversé un organisme vivant. De cette façon s'expliqueraient par une cause unique, la contagion, l'infection, les grandes et les petites épidémies, les cas sporadiques et les prétendus cas spontanés. Si ce principe morbifique, miasmatique, unique doit être un jour admis, on peut dire, dès à présent, quelles sont ses sources et quelles sont ses voies de dissémination. Il vient de l'homme atteint de fièvre typhoïde et de ses déjections; il peut venir de viandes gâtées et peut-être aussi d'autres matières alimentaires; il peut se développer primitivement dans les amas de débris d'animaux et dans les lieux qui les renferment, halles, marchés, abattoirs; il peut se multiplier dans les fumiers, dans les accumulations de matières stercorales, dans les fosses, dans les canaux de vidanges, dans les égouts, dans ces derniers foyers surtout qui renferment et qui charrient les déjections humaines. Il peut avoir pour véhicule l'homme sain comme l'homme malade; il peut se fixer dans les vêtements souillés, dans les maisons contaminées, se répandre dans le sol, dans l'air, dans l'eau, qu'il y arrive par dépôt direct, par l'apport des égouts, par les infiltrations des fosses ou des fumiers. Il peut s'introduire dans l'organisme humain par l'air respiré, par l'eau des boissons et par l'inhalation de l'eau pulvérisée.

Messieurs, je n'ai plus qu'un mot à dire. Je voudrais apprécier le rôle que Buhl en 1855 et Pettenkofer en 1857 ont voulu faire jouer à la nappe d'eau souterraine. Je ne puis que poser la question, n'ayant pas de documents suffisants pour la résoudre. On a dit que l'abaissement du niveau des eaux souterraines coïncide avec l'augmentation des fièvres et ce fait a été expliqué de différentes façons.

On a supposé que l'abaissement du niveau des eaux souterraines permettant à l'air de pénétrer le sol plus profondément, rendait les fermentations plus actives et pouvait ainsi multiplier les germes typhogènes, tandis que l'élévation du niveau limitait le champ de la fermentation et noyait les germes.

On a formulé également cette hypothèse que l'abaissement du niveau de l'eau augmentant l'épaisseur de la couche gazeuse du sol, des échanges pouvaient se faire en plus grande quantité entre l'air extérieur et les gaz souterrains et entraîner ainsi vers la surface les germes telluriques morbifiques.

Ces deux théories paraissent peu acceptables, car elles sont en contradiction avec ce que nous savons de la localisation ou de la dissémination des foyers typhogènes. Elles suppriment en quelque sorte les foyers d'infection pour les répandre sur toute l'étendue du territoire infecté. Elles pourraient expliquer les variations d'une maladie endémique, elles ne se prêtent pas à l'interprétation d'une maladie épidémique.

Cette influence des variations du niveau des eaux souterraines concorde au contraire avec les faits que nous avons exposés précédemment, si l'on considère avec Liebermeister et Buchanan que l'abaissement du niveau facilite les infiltrations des fosses et des égoûts et la contamination des puits et du sol par les matières putrides; que, d'autre part, l'élévation du niveau emprisonne ces matières dans leurs réservoirs habituels et s'oppose à leur dissémination dans l'air ou dans les eaux potables.

Une circonstance rend vaines toutes ces interprétations : la règle établie à Munich ne s'est pas rencontrée exacte dans d'autres villes; elle a souffert des exceptions à Berlin et il a été impossible de reconnaître à Bâle qu'il y eût des relations entre les variations de fréquence du typhus abdominal et les fluctuations de la nappe souterraine.

Messieurs, arrivé au terme de cette étude, je la résume dans les conclusions suivantes :

Conclusions.

Dans l'étiologie de la fièvre typhoïde, la doctrine de la contagion et la doctrine de l'infection sont toutes deux trop exclusives;

La doctrine de l'origine fécale ne répond pas à l'universalité des faits;

La doctrine du développement spontané n'est pas prouvée.

La fièvre typhoïde est une maladie spécifique, miasmatique.

Dans sa production, les choses se passent comme si la matière morbifique venant, on ne sait d'où, mais ne venant pas nécessairement d'un organisme infecté, était capable de se développer dans les matières animales qui deviendraient alors foyers d'infection et dans l'organisme humain vivant qui deviendrait alors foyer de contagion.

La contagion est presque toujours médiate.

La matière morbifique, qu'elle vienne des foyers d'infection ou des individus contaminants, peut souiller l'air, le sol et l'eau. Cette matière morbifique peut être disséminée par l'homme, par les objets contaminés, par l'air et surtout par l'eau alimentaire.

Le rôle des réservoirs et des conduits de vidange défectueux, mal entretenus ou mal construits est démontré, qu'on les considère comme agents d'infection ou comme agents de contagion médiate.

Le rôle des variations de niveau de la nappe d'eau souterraine n'est pas clairement établi.

www.ingramcontent.com/pod-product-compliance
Lightning Source LLC
LaVergne TN
LVHW020010170826
845677LV00022B/1088
9782329640174